Précis
sur les Dartres.

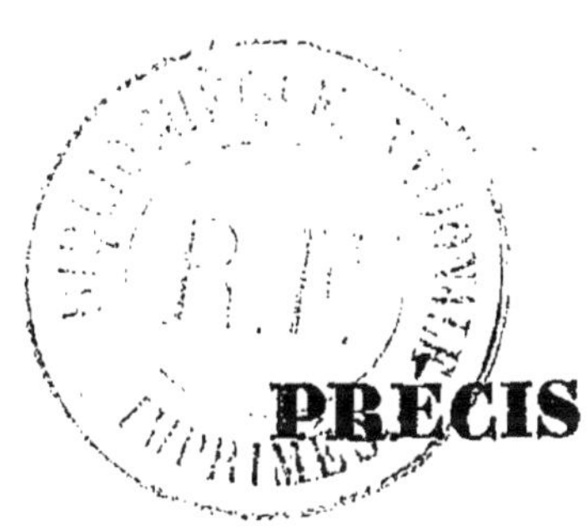

PRÉCIS

SUR

LES DARTRES.

Imprimerie de J. Smith, rue Montmorency, n. 16.

PRÉCIS

SUR

LES DARTRES,

LEURS CAUSES, LEURS SYMPTÔMES

ET

LEUR GUÉRISON,

PAR UN TRAITEMENT SIMPLE ET FACILE ;

SUIVI D'UN TABLEAU DES MALADIES LES PLUS FRÉQUENTES,

ET DE LEURS REMÈDES PHARMACEUTIQUES.

Experientià medicinalis acquiritur veritas.

HOFFMANN.

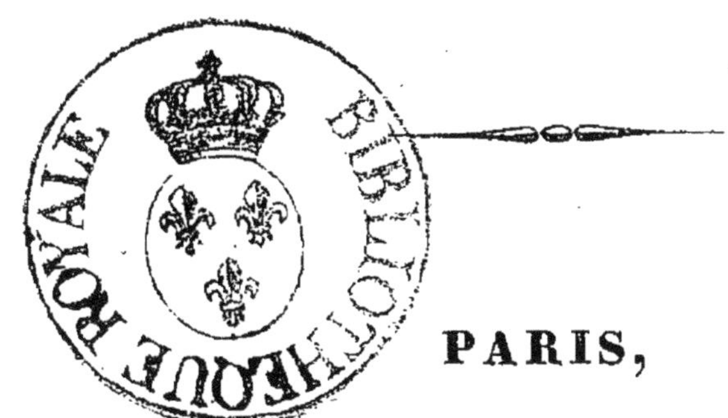

PARIS,

CHEZ L'AUTEUR, MÉDECIN, RUE PAVÉE SAINT-SAUVEUR, N° 16,

ET CHEZ J. RENARD, PHARMACIEN, RUE VIVIENNE, N° 19.

1828.

PRÉCIS

SUR

LES DARTRES.

Les Dartres font le tourment de l'espèce humaine, elles attaquent tous les âges et toutes les classes de la société. Partout ces tristes et repoussantes infirmités dégradent l'homme aux regards de l'homme. Si dans quelques circonstances, ces éruptions se montrent à peine sur la peau, dans d'autres elles la recouvrent d'écailles dures, de croûtes épaisses, de pustules tuberculeuses, d'ulcères sordides. On en voit qui établissent dans le tissu muqueux des sécrétions vicieuses, des végétations meurtrières, qui creusent, rongent et consument nos tégumens.

Beaucoup de personnes regardent les dartres comme des affections légères et de peu d'importance; elles vont même jusqu'à dire que, dans tous les cas, il faut redouter de les guérir, parce que leur développement est salutaire à l'économie animale; mais que penseraient ces personnes, si elles voyaient certains individus qui en sont atteints, tomber et languir dans le marasme, si elles voyaient les fonctions du corps se pervertir successivement.

C'est d'après ces considérations que cette maladie est devenue un objet de crainte et d'effroi pour beaucoup d'hommes. Certains la regardent comme un ferment qui communique sa mauvaise qualité à tous les corps qu'il touche ou qu'il approche; aussi ceux qui ont le malheur d'en être affectés visiblement, marchent-ils environnés d'une sorte de honte dans la société. On craint de séjourner sous le toit qu'ils habitent, on redoute leur vêtement, on n'ose se reposer sur les meubles qui ont été long-temps à leur usage. Cependant, s'il est vrai que quelques espèces de dartres puissent se transmettre par la voie de la contagion, c'est à un degré bien faible, et d'ailleurs la plupart de ces maladies sont dépourvues de cette propriété funeste.

Quoique les dartres puissent atteindre toutes les parties de nos tégumens, chaque espèce paraît néanmoins occuper un siége d'élection aussitôt qu'elle se développe. La *dartre furfuracée*, attaque de préférence le voisinage des articulations, la face externe des bras et des cuisses. La *dartre squammeuse* s'établit, au contraire, sur la face interne des extrémités supérieures et inférieures, dans le pli des coudes et des genoux, dans les oreilles, et non loin des organes où s'opère naturellement quelque suintement ou sécrétion. On trouve communément la *dartre crustacée* sur le tissu graisseux des joues, la *dartre rongeante* dévore les lèvres et le nez, la *pustuleuse* attaque le menton, le front, le derrière des épaules.

Souvent les ravages des dartres sont si étendus que toute la peau se trouve infectée ; quelquefois même elles font tomber les cheveux ou en altèrent la couleur. Elles se propagent, dans certains cas, jusque sous les ongles, et en provoque la chûte.

Malheureusement les ravages des dartres ne se bornent point à la peau. Ces éruptions funestes rampent aussi sur les membranes muqueuses qui tapissent l'intérieur des fosses nazales de la bouche, du larinx, etc. ; journellement nous voyons les dartres se jeter sur les yeux, et altérer diversement ces organes, suivre le trajet du conduit auditif, et produire la surdité. Chez les femmes, elles s'échappent, en quelque sorte, par la voie des fleurs blanches, et il est peu d'organes qui s'imbibent avec plus de facilité de leur virus, que la matrice.

Tous les âges de l'homme influent à leur manière sur la naissance et l'accroissement des dartres; on dirait même que le virus dartreux suit en quelque sorte la direction des forces vitales. Dans l'enfance et la jeunesse, il se manifeste à la tête; dans l'adolescence, à la poitrine; chez les adultes, à la région hypocondriaque et abdominale; chez les vieillards, aux extrémités inférieures. L'époque critique de l'âge de retour chez les femmes, est surtout une cause productrice des dartres; mais ces affections ne surviennent guère que chez celles dont la menstruation a subi de grandes irrégularités pendant son cours.

Une foule de causes extérieures contribue à la production et au développement des dartres. La première est, sans contredit, le pays qu'on habite; il est des climats où les dartres sont épidémiques, et les voyageurs s'accordent sur cette observation.

Les fatigues du corps, les voyages pénibles, les travaux continuels, les veilles prolongées, portent une irritation extraordinaire dans les tégumens, et suscitent le développement des dartres.

Les alimens et les boissons sont une cause active de leur propagation; les nourritures salées, poivrées et fumées provoquent la dégénérescence des humeurs, et donne naissance aux affections herpétiques. On sait que l'abus des liqueurs spiritueuses et fermentées altère les sucs nourriciers, trouble les fonctions des vaisseaux exhalans, et livre le système dermoïde aux démangeaisons les plus déchirantes.

Les individus qui négligent les ressources de l'hygiène, qui vivent dans la crapule et la malpropreté, qui portent toujours le même linge et le même vêtement, sont très-exposés aux éruptions dartreuses. Tels sont les mendians, les matelots, les prisonniers, les galériens, etc.

Le mouvement et un exercice modéré sont d'une nécessité indispensable pour le maintien de l'exhalaison cutanée. Au sein de l'oisiveté, le cours des liquides languit, et la matière de l'exhalaison stagne sur l'épiderme. De là vient que les personnes livrées par leur profession à une vie tranquille et solitaire, les hommes de cabinet, les gens de lettres, etc., sont tourmentés par les dartres.

L'expérience justifie depuis fort long-temps les grands éloges que l'on donne au soufre pour le traitement des dartres. Ce médicament, dit le Dr. Alibert, paraît être celui qui exerce l'action la plus énergique sur ce genre d'affection ; il est si pénétrant et si diffusible, qu'il se répand avec célérité dans toutes les régions du système lymphatique; beaucoup de plantes conseillées contre les maladies de la peau, ne sont salutaires que parce qu'elles contiennent un principe sulfureux. De-là vient que les eaux minérales sulfureuses et les fumigations sulfureuses sont fréquemment employées contre toutes les affections dartreuses ; et cependant quel est le praticien chez lequel ne se sont pas présentés des dartreux sortant de l'hospice Saint-Louis, après y avoir suivi inutilement le traitement des médecins distingués de ce bel établissement?

La plupart de ces maladies n'ayant leur siége que dans la peau, elles sont directement attaquables par l'action des topiques. Leurs effets curatifs sont, en conséquence, plus prompts et plus manifestes que dans le traitement interne ; les résultats que l'on obtient sont plus précis et plus positifs.

L'emploi méthodique de la pommade végétale de Renard, pharmacien à Paris, rue Vivienne, n° 19, nous a constamment offert des résultats satisfaisans contre les dartres vives, et contre celles qui présentent un caractère pustuleux. L'efficacité de ce topique est encore plus remarquable contre les simples éruptions furfuracées. Voici la recette de cette pommade.

℞ medulæ Bovinæ. . . . . ℥ xiv.
Palmæ Olei. . . . . ℥ ij.
Pulveris radicis Ari maculati } aa ℥ j ß
Chelidonii glauci }
Euphorbiæ helioscopiæ. ℥
Conii maculati. . . . . . ℥ ß.
Hyosciami nigri. . . . . . ʒ vj
Spiritùs vini, mediante muriate calcis, destillati. . . . . ℔ j.
Radicis Anchusæ tinctoriæ. Q. S. pro colore.
Fiat S. A. unguentum molle.

Faites macérer pendant huit jours dans l'alcool anhydre toutes les plantes, à l'exception de la dernière; au bout de ce temps, filtrez la liqueur et faites-la évaporer à une très-douce température, jusqu'à ce qu'il ne reste plus qu'un liquide épais que vous mêlez à la pommade colorée par l'orcanette.

Une poudre dépurative s'administre pendant

l'emploi de la pommade. Cette poudre excite les systèmes exhalans et absorbans, augmente le mouvement péristaltique des intestins, et par son action dérivative arrête constamment la marche progressive de l'éruption herpétique. Nous faisons continuer l'usage de la poudre dépurative jusqu'à ce que la peau ait repris son état normal, ce qui a lieu en fort peu de temps lorsque la maladie n'a pas fait des ravages trop profonds.

Nous engageons les médecins à faire usage de cette poudre saline, dont voici la recette :

Sodæ sulphatis ære siccati. ℥ j.
Magisterii sulphuris. . . . gr̃ xvj.
Magnesiæ sulphatis. . . . . ℥ vij. gr̃. xvj.
Tritoxidi ferri. . . . . . . gr̃ xvj.

Misce, fiat pulvis dividenda in cartul, æqual. XX.
Pro pyxide n° 1.

Lorsque les dartres présentent un caractère d'âcreté accompagné de douleurs aiguës, des bains gélatino-sulfureux, des lotions narcotiques ont produit un changement de symptômes qui a permis l'usage des purgatifs, agens thérapeutiques assez puissans contre les maladies de la peau, et de recourir en même temps à l'excellent topique dont nous avons donné la formule.

Mais pour que les agens extérieurs concourent au succès de la guérison, il est nécessaire que le corps soit convenablement disposé pour recevoir l'action des médicamens. Combien de fois les malades font vainement usage des substances les plus efficaces, parce qu'ils ignorent l'art de les employer dans l'ordre qui est le plus favorable à leur succès.

Nous avons tracé rapidement l'historique des éruptions dartreuses, et malgré la concision de ce précis, nous croyons avoir atteint le but que nous nous sommes proposé, puisque nous avons fait connaître aux praticiens la méthode d'un traitement qui nous a constamment réussi.

Dans l'application des remèdes il faut, surtout, avoir egard au sexe, au tempérament, et à l'âge des personnes qui doivent en faire usage.

A.

TABLEAU

DES MALADIES LES PLUS FRÉQUENTES,

AVEC L'INDICATION

DE LEURS REMÈDES PHARMACEUTIQUES.

LES MÉDICAMENS DÉSIGNÉS SE TROUVENT

Chez J. Renard, Pharmacien, rue Vivienne, n° 19, au dépôt central des médicamens français et étrangers.

MALADIES.	REMÈDES.
Affections laiteuses.......	*Elixir de Courcelles.*
Aigreurs de l'estomac.....	*Magnésie de Henry.* *Pastilles absorbantes.*
Aphtes.................	*Liqueur de Swediaur.* *Mixture de Boyle.*
Apoplexie (tendance à l')	*Elixir de Daffy.* *Sel dérivatif de Cheltenham.*
Asthme..............	*Eau d'Arrowgate.* *Pastilles pectorales et calmantes.*
Bile..................	*Pilules du Dr. Régnault.* *Poudres de Sedlitz.* *Pilules de Dixon.*

MALADIES.	REMÈDES.
Boutons (éruptions à la figure)	*Lotion de Gowland-Vincent.*
Brûlure	*Beurre de Saturne.* *Lotion antiphlogistique.* *Savon ammoniaco-calcaire.*
Calculs de la vessie	*Limonade sèche au bicarbonate de soude.* *Pastilles de Darcet.*
Cancers	*Sirop d'Astruc.* *Sirop de Velnos.* *Poudre de Pluncquet.*
Catarrhe	*Sirop pectoral.* *Pâte de Lichen composée.* *Lozenges parégoriques.*
Colique venteuse	*Pilules analeptiques du docteur James.* *Huile carminative éthérée.*
Constipation	*Pilules arabiques.* *Huile de castor.* *Pilules de Bath.*
Contagion par les miasmes putrides	*Vinaigre aromatique anti-contagieux.*
Contagion syphilitique	*Alexitère doré.*
Convulsions des enfans	*Poudre de la princesse de C***.* *Sirop américain, pour faciliter la dentition.*

MALADIES.	REMÈDES.
Contusions.............	*Baume opodeldoc de Steers.* *Esprit de mendererus.* *Lotion antiphlogistique.*
Coqueluche.............	*Toile attractive.* *Sirop pectoral.*
Crevasses..............	*Baume de Fourcroy.* *Gouttes picnotiques.*
Croup..................	*Cérat de Réchoux.* *Julep antispasmodique.*
Dartres................	*Gélatine sulfureuse pour bains.* *Pommade végétale, inventée par J. R.* *Poudre dépurative.*
Débilité...............	*Gouttes d'ambre gris.* *Essence de gingembre.*
Défaillance............	*Eau de Luce.* *Sels essentiels ammonifères.* *Vinaigre aromatique.*
Dentition, (douleurs des gencives etc. chez les enfans).............	*Sirop américain, topique pour hâter la dentition et prévenir les douleurs et les convulsions qui en sont la suite.*
Diarrhée dyssenterique ...	*Boisson mucoso-sucrée,* *Mixture de Bicker.*

MALADIES.	REMÈDES.
Douleurs arthritiques....	*Liniment de Whitehead.* *Pilules anti-arthritiques de Vic-d'Azir.*
Douleurs de reins, (Lombago.)................	*Opodeldoc de Steers.*
Douleurs de tête.........	*Tabac céphalique.*
Echauffement (écoulement vénérien).............	*Opiat de Tissot.*
Ecrouelles (scrofules)....	*Sirop de Velnos.*
Embarras gastrique......	*Sel de Cheltenham.* *Poudres gazeuses de Sedlitz.*
Engelures..............	*Poudre soluble de Mendes.*
Engorgement glanduleux.	*Elixir dépuratif.*
Epilepsie...............	*Eau des Jacobins.* *Essence éthérée.* *Poudre diacinnabaris.*
Etourdissemens..........	*Vinaigre aromatique.*
Faiblesse d'estomac......	*Poudre de Seltz.* *Arrow-root à l'Osmazone.* *Elixir stomachique.* *Chocolat à l'extrait de café.*
———de l'ouïe.......	*Baume de peuplier.*
———des membres....	*Opodeldoc de Steers.* *Essence de Whitehead.*

MALADIES.	REMÈDES.
Fièvre intermittente......	*Poudre de James.* *Mixture acide de Quinine.*
———putride............	*Mixture camphrée.*
Fleurs blanches..........	*Electuaire végetal.*
Foie (affection du).......	*Poudre fondante.*
Foulures.................	*Eau d'arquebusade de Genève.* *Opodeldoc de Steers.* *Lotion antiphlogistique.*
Furoncles (clous)	*Emplâtre de Richter.* *——— fondant de la Motte.*
Gale....................	*Eau antipsorique inodore.*
Gastrite.................	*Emulsion animalisée.* *Embden-groats.* *Pilules digestives.*
Gerçures de la peau.......	*Poudre anodine émolientes.*
——— du sein.........	*Pommade de J. R....*
Glaires.................	*Eau fondante purgative.* *Elixir antiglaireux.*
Glandes engorgées.......	*Liqueur amère du docteur Barbier.*
Goître........	*Pastilles atrophiantes.*
Gonorrhée (maladie vénérienne)...............	*Pilules dérivatives du docteur D.* *Injection du Dr. Pringle.*

MALADIES.	REMÈDES.
Goutte..................	*Teinture de Wilson.*
Gravelle................	*Poudres de Seltz.*
Hémorragie..............	*Liqueur styptique.*
Hémorroïdes.............	*Pâte de Ward.*
Humeurs viciées.........	*Sirop dépuratif.* *Sirop de Velnos.*
Hydropisie..............	*Elixir de Gayac.*
Hypocondrie.............	*Pilules de Newbery.*
Hysterie................	*Gouttes de valeriane composées.*
Indigestion.............	*Poudre à Sodawater.* *Perles de gingembre.*
Insomnie.	*Gouttes hypnotiques.*
Maladie vénérienne......	Voyez *Syphilis.*
Mauvaise haleine........	*Pastilles persannes.*
Maux de dents...........	*Baume composé par R....*
——-d'estomac............	Voyez *Gastrite.*
——-d'yeux...............	Voyez *Ophtalmie.*
Migraine	*Elixir de Daffy.* *Essence du docteur Ward.* *Poudre de Saint-Ange.*
Nerfs (maux de).........	*Tinctura Borussica.*
Obstructions............	*Liqueur viscérale.*
Ophtalmie...............	*Onguent de Singleton.* *Pommade du docteur Delarue.*

MALADIES.	REMÈDES.
Palpitations...............	*Elixir vitriolique, pharmacopée de Londres.*
Paralysie................	*Pilules du docteur James.* *Teinture de strycnine.*
Pertes de sang (chez les femmes).............	*Injection hœmoptoïque.*
Pertes blanches.........	Voyez *Fleurs blanches.*
Petite-vérole............	*Sirop diaphorétique.*
Phthisie pulmonaire......	*Lichen d'Islande préparé.* *Pâte de Lichen composée.*
Pituite...................	*Essence de Penny-royal.*
Pleurésie.................	*Poudre d'Helvétius.*
Pylore (affection du)......	*Pilules digestives.*
Rate (inflammation de la).	*Pilules du docteur James.*
Règles (retard des).......	*Poudre emmenagogue du docteur Chaussier.*
Rétention d'urine........	*Bains nitratés.* *Pilules de Soda.*
Rhumatisme.............	*Graine de moutarde de Durham.* *Teinture de Wilson.* *Opodeldoc de Steers.*
Rhume.................	*Pâte de Lichen composée.* *Zulapium Nepenthe.* *Black currant paste.*
Rougeole...............	*Sirop diaphorétique.*

MALADIES.	REMÈDES.
Sang (décomposition du). .	*Sirop dépuratif.*
Scorbut.	*Gouttes de Spilsbury.* *Essence antiscorbutique.*
Spasmes.	*Tinctura Borussica.*
Suppression des règles. . . .	*Poudre emmenagogue.* *Pilules analeptiques.*
Surdité.	*Baume de peuplier.*
Syphilis (mal vénérien). . .	*Sirop d'Astruc.* *Décoction de Polini de Laybach.* *Alexitère, liqueur préservative.*
Vapeurs hystériques.	*Electuaire diamoruse de Mesvé.*
Vents.	*Julep Aregon.* *Huile carminative éthérée.*
Vers intestinaux.	*Sirop et pastilles.* *Remèdes du docteur Grundler.*
Ver solitaire.	*Potion de Bremser.*

PATE DE LICHEN COMPOSÉE.

La pâte de Lichen composée est pectorale, sédative, calme la toux, et modifie les crachemens abondans qui épuisent si promptement dans les maladies de la poitrine : c'est surtout dans les rhumes opiniâtres et de longue durée qu'il convient d'en faire usage.

Elle arrête la phthisie pulmonaire lorsqu'elle est à son début, et réussit un certain temps encore après cette époque; enfin elle procure un soulagement sensible, et retarde les progrès du mal lorsqu'il n'y a plus d'espoir de guérison.

Les imitations nombreuses de ce médicament prouvent assez que la pâte de Lichen ne peut nuire en aucun cas, et qu'elle est constamment efficace.

Pour s'en servir, on en met fondre deux ou trois morceaux dans la bouche à chaque quinte de toux que l'on éprouve, et sept à huit morceaux le soir en se couchant.

ARROW-ROOT A L'OSMAZONE.

Cet Arrow-Root est un aliment salutaire et très-nutritif, plus léger et plus convenable pour l'estomac, que le sagou, le tapioca, le riz ou toute autre substance farineuse; c'est la meilleure nourriture que l'on puisse donner aux enfans et aux personnes convalescentes. Voici la manière d'en faire usage :

Mettez dans un poêlon une cuillerée d'Arrow-Root Osmazoné, ajoutez-y un peu d'eau tiède, autant qu'il en faudra pour faire une pâte molle, à l'aide d'une cuiller d'argent; versez alors un bon verre d'eau bouillante, en ayant soin de remuer le tout vivement; posez sur le feu et faites bouillir pendant quelques minutes, ou jusqu'à ce que vous ayez obtenu une gelée claire à laquelle vous pouvez ajouter un peu de sucre et une ou deux cuillerées à bouche de vin d'Espagne; on peut également y ajouter du suc de citron ou d'orange. S'il s'agit d'administrer l'Arrow-Root aux enfans, le lait doit être substitué à l'eau, au vin, etc.

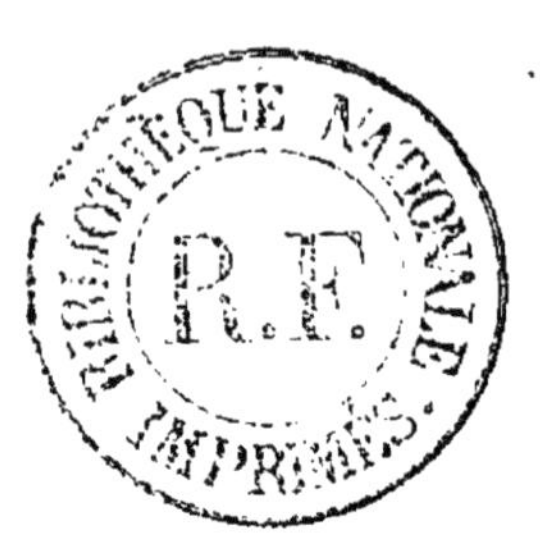
BIBLIOTHÈQUE NATIONALE
R.F.
IMPRIMÉS